AF336487

ESSAI

SUR

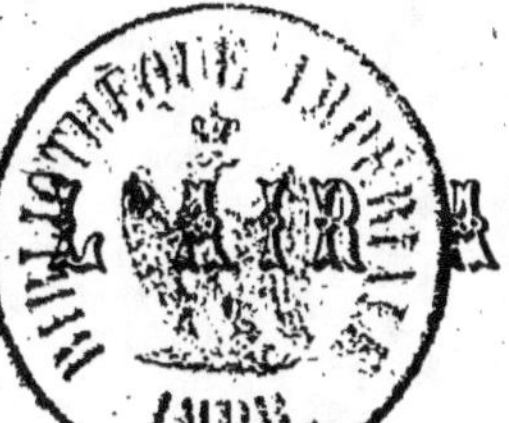

L'AIR ATMOSPHÉRIQUE

DANS SES RAPPORTS

AVEC L'HYGIÈNE ET L'AGRICULTURE

Par le Dr Ch. BRAME,

Professeur de chimie à l'Ecole préparatoire de médecine et de pharmacie de Tours et à la Colonie de Mettray ; du Conseil d'hygiène publique et de salubrité, de la Société d'agriculture et de la Société médicale d'Indre-et-Loire ; vice-président du Comice agricole de Saint-Laurent (Maine-et-Loire) ; Membre de la Société industrielle d'Angers ; associé de la Société des sciences naturelles de Versailles et de celle d'émulation des pharmaciens de Montpellier ; correspondant de l'Académie de chirurgie de Madrid, etc.

TOURS

LIBRAIRIE DE COUSTURIER,

RUE NATIONALE, 13.

1850.

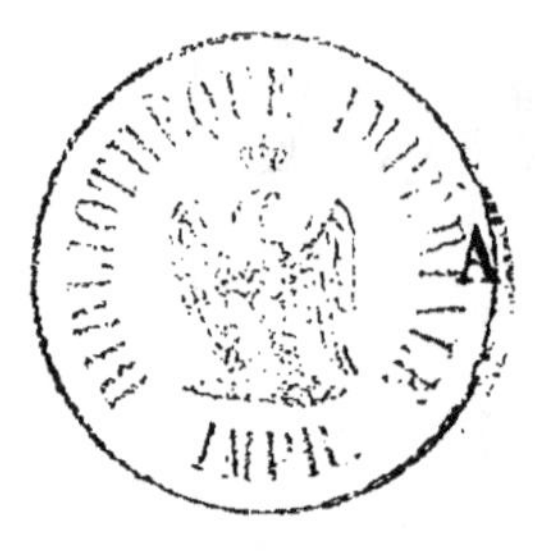

A M. A. BRUN

Préfet d'Indre-et-Loire, Commandeur
de la Légion-d'honneur.

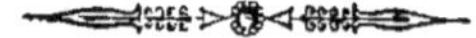

HOMMAGE DE RESPECT ET D'AFFECTION.

L'essai que je soumets au jugement du public réunit plusieurs aperçus sur l'air atmosphérique, considéré surtout au point de vue chimique.

Puisse-t-il être accueilli favorablement comme propre à répandre dans les campagnes quelques unes de ces données de la chimie, si riches en conséquences utiles.

S'il en est ainsi, cela sera pour moi un puissant encouragement dans les travaux que j'ai entrepris pour éclairer différentes questions, relatives à l'hygiène générale et à l'agriculture de la Touraine.

ESSAI

SUR

L'AIR ATMOSPHÉRIQUE

DANS SES RAPPORTS

AVEC L'HYGIÈNE ET L'AGRICULTURE

Par le D^r CH. BRAME,

DISCOURS PRONONCÉ DANS LA SÉANCE DE RENTRÉE DE L'ÉCOLE PRÉPARATOIRE
DE MÉDECINE DE TOURS.

Messieurs,

L'étude de l'atmosphère terrestre est une de celles qui doivent intéresser le plus vivement l'homme, dans toutes les circonstances de sa vie ; en effet, les progrès de la science relatifs à la connaissance de l'air sont essentiellement liés à ceux de la civilisation, puisqu'ils sont en corrélation directe avec les développements de l'agriculture, du commerce, de l'hygiène et des connaissances générales.

Il m'a paru qu'il ne serait pas sans intérêt d'esquisser à grands traits, pour cette séance de rentrée, le rôle de l'atmosphère, en ce qui concerne les êtres organisés en général, et aussi en ce qui est plus particulier à l'homme, et aux êtres dont il s'entoure, soit pour satisfaire ses besoins, soit pour augmenter ses jouissances morales.

Je vais donc essayer de passer en revue la composition de l'atmosphère ; j'indiquerai les matières constantes ou accidentelles qu'on y rencontre ; puis je chercherai à faire connaître, d'une manière générale, les moyens de préserver l'homme ou les animaux des miasmes morbifiques. Cela me conduira à parler des services importants que peut rendre le médecin de campagne ; quel autre se trouve plus heureusement posé, pour inculquer aux cultivateurs les grandes vérités de la science moderne, non-seulement dans ce qui est relatif à l'hygiène et à la médecine, mais encore dans ce qui est relatif à l'agriculture ? Je chercherai à montrer que, s'il le veut, le médecin de campagne peut ainsi augmenter encore la dignité et l'honorabilité de sa noble

1850

profession, car il lui est facile de s'occuper à la fois de la santé des cultivateurs et de leurs plus chers intérêts moraux et matériels.

Composition de l'atmosphère. — Comme chacun le sait aujourd'hui, l'atmosphère est essentiellement constituée par deux gaz : l'oxygène et l'azote : sur cent parties d'air desséché, en volume, on trouve 20, 90 (1/5) d'oxygène et 79,10 (4/5) d'azote, auxquels il faut ajouter une très-petite quantité d'acide carbonique, 4-6/10,000 au plus ; on trouve encore dans l'air des traces d'ammoniaque et de divers sels ammoniacaux ; on y rencontre aussi des matières organiques très-divisées qu'on appelle miasmes ; enfin, l'eau y existe constamment à l'état de vapeur. Dans les circonstances normales l'air renferme donc de l'eau ; que cet air soit le plus pur et le plus sec, comme celui de la Syrie, qu'il soit l'air le plus humide et le plus chargé des brouillards de nos climats. Du reste, la quantité d'eau varie avec la température : à — 0° cette quantité peut descendre jusqu'à 4,35/1,000 : à + 20° elle peut s'élever jusqu'à 14,45/1,000 du volume de l'air (1).

Par une sage prévoyance du créateur, l'oxygène, c'est-à-dire le principe comburant, est dans l'air en moindre proportion que l'autre principe d'azote : au point de vue de la respiration des animaux et de la combustion en général, l'azote peut être considéré comme à peu près inerte ; c'est pour ainsi dire le véhicule de l'oxygène. — La respiration des animaux et même celle des plantes, à quelques époques de leur vie, peut être considérée comme étant surtout une combustion lente. C'est pourquoi l'animal périt tôt ou tard dans l'oxygène pur, qui active trop la respiration. — Tandis que lorsque l'azote se trouve mélangé à l'oxygène en proportion convenable, il constitue l'air atmosphérique, qui à la fois entretient la vie des animaux, et la combustion du charbon de bois et de beaucoup d'autres matières, brûlant avec dégagement de chaleur et de lumière, et que par cela même on appelle combustibles. — La permanence de la constitution de l'air atmosphérique paraît être tellement importante pour l'économie générale de la nature, que la composition de cet air, du moins en ce qui concerne l'oxygène et l'azote, est à peu près immuable, qu'on s'élève dans les plus hautes régions accessibles de l'air, ou qu'on aille recueillir celui-ci au fond des galeries des mines les plus profondes. — Il est vrai qu'on peut objecter que la respiration des animaux consomme une assez grande quantité d'oxygène ; mais à cela on répond que, comparée à la masse totale de l'oxygène qui existe dans l'atmosphère, cette quantité est toujours minime, et à peu près inappréciable. En supposant tous les végétaux disparus de la surface du globe, la perte d'oxygène ne s'élèverait pas en un siècle à plus de 1/134,000. — D'ailleurs la matière verte des plantes décompose sans cesse au soleil l'acide carbonique, fixe du carbone et restitue de l'oxygène à l'air. — Une circonstance curieuse et remarquable, c'est que les animaux et l'homme en particulier produisent plus d'acide carbonique à midi qu'à minuit ; d'où il résulte que la respiration de l'homme et des animaux détermine une combustion du carbone des organes, en rapport avec l'intensité de la lumière. — Ainsi, c'est à l'heure même où les plantes décomposent le plus d'acide carbonique, que les animaux en fournissent davantage ; et c'est là, on n'en peut douter, l'une des belles, des sages, des prévoyantes harmonies de la nature.

Acide carbonique. — Versez de l'eau pure sur de la chaux, éteinte avec de l'eau pareillement pure ; après 24 heures de contact jetez le tout sur un filtre de papier non collé ; puis, l'eau étant redevenue claire, abandonnez-la à l'air libre ; peu à peu elle se troublera, il s'y formera un précipité, qui, rassemblé et séché, se présentera sous la forme d'une poudre blanche, ténue. — Versez du vinaigre sur la poudre blanche, à l'instant même elle produira une effervescence, due à l'acide carbonique de l'air, qui a été absorbé par la chaux. — Ces phénomènes se reproduisent constamment au moyen de l'eau de chaux, abandonnée à l'air, bien que celui-ci ne renferme que 4-6/10,000 d'acide carbonique. Quelque petite que soit cette quantité d'acide carbonique, elle n'en constitue pas moins la principale nourriture des plantes, qui renferment plus de la moitié de leur poids de carbone ; et c'est ainsi que le chêne, orgueil de nos forêts, s'élève à une hauteur de plus de cent pieds. — Ce résultat s'explique lorsqu'on songe que pour atteindre à cette taille gigantesque, il ne lui faut pas moins de plusieurs siècles. — Une atmosphère plus riche en acide carbonique produirait des végétaux plus gigantesques encore : témoins, les baobabs de l'Afrique, et surtout ces végétaux d'une hauteur prodigieuse, qui s'élevèrent de la terre dans les temps primitifs, avant le cataclysme, qui précéda l'apparition des animaux sur notre globe. Les *cycadées* et les *conifères* de cette époque se développèrent dans le premier humus, au moyen surtout de la grande quantité de carbone que ces arbres rencontrèrent dans l'air, sous forme d'acide carbonique. Telle est l'origine de ces restes colossaux de la végétation antédiluvienne, que l'on rencontre principalement dans les mines de houille et que nous admirons dans nos musées.—D'ailleurs, on doit attribuer la même origine à ces énormes amas de charbon fossile que l'on retire journellement de ces mêmes mines et que la sagesse du créateur semble y avoir entassés, pour les besoins de l'industrie moderne et l'enfantement des miracles du génie mécanique de notre époque.

L'acide carbonique de l'atmosphère joue dans la végétation, un autre rôle important, qui a été découvert par MM. Dumas et Lassaigne. Dissous par l'eau des pluies, il donne à celle-ci la faculté de dissoudre à son tour, non seulement le carbonate de chaux ou calcaire, mais encore le phosphate de chaux qui constitue la majeure partie de la matière minérale du squelette des animaux supérieurs. — Or, une foule de plantes, et notamment les céréales, ont besoin de phosphate de chaux pour se développer. Telle est l'explication de l'avidité avec laquelle les Anglais dépouillent les champs de bataille du continent des os des braves qui ont succombé. — Employés avec intelligence, ces os fécondent le sol de la Grande Bretagne; dissous par l'eau des pluies, chargée d'acide carbonique, ils contribuent à la production des riches cultures qui font l'admiration du monde entier. C'est ce qui a fait dire que, si les Anglais profanent les champs de bataille du continent, cette profanation est peut-être excusable en raison des avantages qu'en retire l'agriculture de leur pays.

Eau. — Qui ne sait aujourd'hui que l'eau existe dans l'atmosphère à toutes les températures? Qui n'a vu l'expérience du mélange réfrigérant dans un vase de verre? Qui n'a vu, d'ailleurs, qu'une bouteille, ayant séjourné dans une cave un peu profonde, en plein été, se couvre d'humidité, lorsqu'on l'amène au-dehors. Mais si l'eau existe constamment dans l'atmosphère, elle s'y trouve en quantité variable, suivant la température; dans une même journée cette quantité change à midi, le matin et le soir. L'air le plus riche en vapeur

invisible est celui de l'été à midi. Pour peu qu'il y ait un refroidissement partiel, la vapeur invisible se condense, et c'est ce qui est fréquemment déterminé par un courant ascendant d'air plus froid, comme
l'a si bien observé le capitaine Rozet, dans les Pyrénées; c'est dans
cette circonstance qu'il faut chercher l'explication de la chute sou-
daine des pluies torrentielles, de la formation de la grêle, et notamment
de celle des grêlons énormes, qui vont porter au loin leurs ravages.

L'importance de l'eau, qui fait partie constituante de l'air atmosphérique, est très-grande dans la nature. — En effet, le rôle de l'eau
dans la végétation est tel que les plantes ne peuvent vivre, si elles sont
privées d'eau. — La pluie dissout en tombant les poussières, les matières organiques, les sels solubles, comme les sels ammoniacaux, et
même du sel marin, qui provient, dit-on, de l'évaporation de
l'eau de la mer. Arrivée sur la terre, l'eau de pluie dissout tous les autres sels nécessaires ou utiles à la végétation, soit qu'elle possède cette
puissance par elle-même, soit qu'elle l'acquière, en dissolvant préalablement de l'acide carbonique; puis interviennent les matières poreuses du sol ou des plantes; et sous cette double influence, la vie végétale apparaît, s'entretient ou se développe. — La force vraie ou
supposée que les chimistes appellent affinité ne peut être invoquée
ici : en effet, on ne peut à l'aide de cette hypothèse, expliquer
comment les plantes s'approprient l'azote des sels ammoniacaux ou
celui de l'air, qui, si l'on s'en rapporte aux recherches récentes de
M. Ville, serait absorbé directement. — Mais, d'un côté, on voit
clairement que la fixation de l'azote est indispensable à la végétation,
aucun embryon végétal ne pouvant se développer sans la présence de
l'azote qu'il s'assimile; et d'un autre côté on voit tout aussi clairement que cette fixation d'azote ne peut s'accomplir sans l'intervention
de l'eau et l'action simultanée de matières poreuses. — La décomposition de l'acide carbonique et la fixation du carbone doivent encore être
attribuées à des actions du même ordre. Et, c'est à ces actions, fai-
bles dans un moment donné, mais si puissantes par leur continuité,
qu'on peut attribuer toute végétation, depuis la plus humble jusqu'à
la plus vigoureuse. Que si vous en doutiez, Messieurs, je vous de-
manderai la permission de vous rappeler qu'on a fait croître des plantes, en les arrosant avec de l'eau distillée, et en ne leur donnant pour

sol que du sable blanc, de la brique pilée, de la fleur de soufre, du charbon, et même de petits morceaux de fil de platine... Et dans ces sols, qui au premier abord sembleraient exclure toute végétation, des pois, des fèves, des haricots, des trèfles et autres plantes usuelles ont pu parcourir toutes les phases de la végétation, et produire non seulement des fleurs, mais encore des graines. — Dans un assez grand nombre d'expériences récentes, j'ai vu moi-même des fèves s'élever à plus d'un mètre de haut, en n'employant pour sol que du sable blanc calciné, et en n'arrosant les plantes qu'avec de l'eau distillée parfaitement pure. — Vous n'en doutez donc plus, Messieurs, sous l'influence des matières poreuses les plus inertes, l'eau, l'humidité a sur la végétation, sur l'absorption et l'assimilation des matériaux constitutifs des plantes, que celles-ci peuvent emprunter à l'air, une action directe et puissante qu'on ne saurait remplacer.

D'ailleurs, l'humidité intervient dans nombre de circonstances de la chimie minérale, comme dans celle des êtres vivants ; c'est ce que les anciens chimistes exprimaient en disant : *corpora non agunt, nisi soluta.* C'est ainsi que le bronze, le fer lui-même, si altérables à l'air ordinaire, se conservent intacts, dans un air sec ; c'est ainsi que dans nos laboratoires, on conserve les instruments de précision, en les maintenant dans des cages, où l'air vient se dessécher sur des substances avides d'humidité.

En résumé, l'humidité de l'air atmosphérique est indispensable à l'existence des plantes et des animaux ; mais l'eau de l'atmosphère ne peut remplir le rôle si important qui lui a été assigné dans la nature que par l'intervention des corps poreux ou spongieux de la terre et des êtres organisés ; et d'un autre côté, c'est toujours par cette double influence que ces êtres croissent, vivent et meurent à la surface du globe, en accomplissant une succession de métamorphoses et de transformations qu'explique, en partie du moins, le génie inventif de la science moderne.

Miasmes. — Messieurs, l'air atmosphérique, ce lien providentiel entre les végétaux et les animaux, l'air atmosphérique est principalement composé, comme nous venons de nous en convaincre de nouveau, d'oxygène et d'azote, qui en sont les principes dominants, et en proportion à peu près constante, d'acide carbonique en proportion minime, mais assez variable , d'eau, dont la quantité change, suivant la température, et enfin de matières salines ; mais celles-ci sont accidentelles (2).

Restent les *miasmes*, qui ne sont autre chose que des matières organiques très-divisées, et qui sont composées d'oxigène, d'hydrogène, de carbone et d'azote. — Toute putréfaction, c'est-à-dire toute décomposition putride des êtres organisés, spontanée ou provoquée, en présence de l'air et de l'humidité, engendre des matières de cette nature ; mais on ne leur donne le nom de miasmes proprement dits que lorsque ces matières divisées, déversées dans l'atmosphère, engendrent à leur tour des maladies épidémiques ou contagieuses. C'est ici qu'apparaît nettement la liaison intime qui existe entre les progrès de l'agriculture et ceux de la médecine, j'entends de la médecine sage, qui non-seulement guérit, mais qui sait prévenir, et qui est à la fois curative et prophylactique. Cela est si vrai que je ne crains pas de me tromper, en avançant que tout médecin de campagne doit être un peu agriculteur, et que tout agriculteur digne de ce titre doit posséder nécessairement quelques connaissances médicales.

Veut-on s'assurer de la présence des miasmes dans l'air? Il suffit, à l'exemple de MM. de Gasparin et Boussingault, d'y suspendre des ballons, remplis de glace, ou mieux d'un mélange réfrigérant; — L'humidité atmosphérique ne tarde pas à se condenser sur les parois de ces ballons, à l'état liquide ou solide, et si l'on vient à recueillir ce dépôt, on trouve qu'il renferme des matières organiques d'une odeur infecte et qui noircissent l'acide sulfurique, preuve certaine de leur origine organique. — Bien plus, si l'on dispose d'un appareil convenable, on peut, au moyen de l'aspiration, faire passer à travers divers liquides des milliers de litres d'air, et étudier de plus près les matières condensées. — Depuis longtemps j'ai proposé d'établir sur divers points de la ville de Tours des appareils de cette sorte , afin de les faire marcher en tout temps, mais surtout pendant le cours des épidémies.... J'ai lieu d'espérer que ces appareils aspirateurs fonctionneront prochainement.

Des expériences récentes de M. Smith, exécutées à Manchester, montrent de nouveau quelle est l'importance de ces études ; je dirai même qu'elles me paraissent indispensables dans les villes comme celles de Tours et de Rennes, dont les eaux renferment des germes de conferves et autres êtres organisés, qui résistent, à l'ébullition elle-même et qu'on retrouve dans l'eau distillée, où ils se développent.

A Rennes, à Tours, les germes de conferves et d'animalcules viennent en général de l'air, sont absorbés par les eaux, et n'y sont détruits qu'à la condition que ces eaux, comme celles de Giessen, de Manchester et de Londres, fabriquent des nitrates, par l'oxydation des matières organiques elles-mêmes.

Mais si les études que je signale à votre attention sont nécessaires dans les villes, elles ne le sont guère moins à la campagne; dans nombre de circonstances, le médecin et l'agriculteur auront donc à s'en préoccuper. — Ce que je viens d'exposer indique les moyens aussi simples qu'ingénieux, qui leur permettront de s'assurer de l'état de l'air, relativement aux miasmes et aux matières organiques qui peuvent en engendrer. — D'ailleurs, Messieurs, ne perdez pas de vue qu'il s'exhale sans cesse des matières organiques du corps des hommes et des animaux; telle est la cause de la puanteur de l'air, qui arrive à la partie supérieure des tuyaux d'appel des grandes salles, des vastes écuries où sont rassemblés un grand nombre d'hommes ou d'animaux; et il faut bien l'avouer, souvent on attribue les accidents qui surviennent à l'action de l'acide carbonique, tandis que les matières organiques, déversées dans l'air, en sont la véritable cause efficiente.

On a confondu dans la pensée les produits de la putréfaction et les matières putréfiables, qui existent dans l'air, ou qui sont engendrées par certaines maladies. — Beaucoup d'observations tendent à confirmer cette manière de voir. C'est ainsi que les miasmes morbides suivent la marche des vents dominants, accompagnent les cours d'eau, sont arrêtés par les montagnes, par les forêts, quelquefois même par un simple rideau d'arbres; et cela est vrai, quel que soit le miasme; que ce soit celui de la fièvre des marais, celui du typhus, et s'il faut le dire, celui de cette terrible maladie qu'on appelle le choléra.

L'année dernière, j'ai eu occasion d'en observer un exemple frappant, relatif au choléra. A environ deux kilomètres de la petite ville de Saint-Florent-le-Vieil, qui s'asseoit si gracieusement sur une haute colline des bords de la Loire, existe un village situé sur une autre colline, qu'on appelle le Mesnil ; les deux collines dont il vient d'être parlé sont à peu près aussi élevées ; mais tandis que Saint-Florent occupe toute la pente de sa colline, le Mesnil est à mi-côte de la sienne. Or, le Mesnil a été ravagé par le choléra , tandis que Saint-Florent a été à peine effleuré par le terrible fléau , et seulement dans la partie haute; ce qui semble indiquer que les courants d'air, constamment venus de l'est, toutes les fois que l'épidémie frappait la contrée , ne renfermaient de miasmes cholériques que jusqu'à une certaine hauteur. — Ce n'est pas tout : au pied de la colline qui porte le Mesnil, et qui atteint environ cent mètres de hauteur au-dessus du niveau de la Loire, se trouve à l'ouest un petit village appelé Saint-Laurent, et qui a été entièrement préservé. Ceci semble indiquer que la haute colline du Mesnil a divisé les courants d'air, qui recélaient dans leurs flancs les miasmes cholériques, sans que ceux-ci pussent être précipités dans la région la plus inférieure de l'atmosphère.

Veuillez remarquer, Messieurs, que ce fait est bien loin d'être isolé, il en existe de semblables dans la science, relatifs à divers miasmes. Vous me permettrez d'en citer quelques-uns qui se rapportent au miasme de la fièvre des marais, vu qu'ils m'ont été communiqués par deux de mes honorables collègues. — A Semblançay, canton de Neuillé-Pont-Pierre, la fièvre intermittente ne sévit que sur la partie de la population qui est établie au-dessous de l'étang. Celle qui est établie au-dessus en est préservée. — En Amérique, là où l'on défriche de grandes étendues de terrain, sur les bords de plusieurs fleuves, l'observation montre que tout planteur qui a le malheur de s'établir de telle façon que le vent dominant passe sur les terres nouvellement défrichées, dans les savanes ou prairies naturelles, avant d'arriver à sa demeure, est presque toujours atteint de fièvre intermittente. Cela a porté les habitants à s'établir désormais à l'abri du vent dominant.

D'un autre côté, rappelez-vous qu'on ne remue pas impunément un terrain vierge ou en repos depuis des siècles ; des matières organiques qui y sont accumulées entrent aussitôt en putréfaction et produisent des miasmes. — Creusez le canal Saint-Martin, à Paris, le canal de la Loire au Cher, à Tours ; établissez des tranchées pour un chemin de fer, ou bien, défrichez seulement une certaine étendue de terrain qu'on veut mettre en culture, et des maladies épidémiques, parmi lesquelles la fièvre intermittente est la plus commune, apparaîtront soudain.

On a objecté, il est vrai, aux observations précédentes, que l'effet des substances volatiles, qui s'exhalent des matières putréfiées, n'était pas constant; on a prétendu qu'il ne se produisait pas de miasmes morbides dans l'horrible voirie de Montfaucon; que les cimetières étaient accusés à tort d'en développer, etc. Mais on a répondu avec raison que, puisqu'il suffit de remuer la terre sur une certaine étendue pour que la fièvre intermittente apparaisse, celle-ci est engendrée évidemment, dans ce cas, par les matières organiques, séculairement enfouies, et qu'on expose tout d'un coup à l'air. On a encore objecté que là où la fièvre intermittente n'apparaît pas, malgré la présence des marécages, c'est-à-dire des matières végétales en putréfaction, la fièvre typhoïde ne manquait pas d'exercer des ravages. — Mais qu'est-ce que cela prouve? Que les miasmes qui produisent ces deux maladies sont différents, et qu'ils peuvent même s'exclure mutuellement; cela ne dit rien contre la nature organique des miasmes.

Mais voici comment l'on peut, si je ne me trompe, résoudre cette question intéressante : tous les miasmes ont cela de commun qu'ils n'agissent pas toujours lorsqu'ils sont déversés directement dans l'air, c'est-à-dire à l'état d'une grande dilatation; au contraire, leur influence funeste ne manque jamais de se faire sentir, lorsqu'ils ont été préalablement condensés par la terre, ou tout autre corps poreux, qu'on remue profondément et sur une grande longueur. Or, c'est précisément ce qui arrive lorsqu'ils proviennent de végétaux ou d'animaux enfouis, et qui se sont décomposés lentement hors du contact de l'air. Dans ce cas, la terre ou les corps poreux sous-jacents peuvent se charger abondamment de divers principes, qui se conservent longuement, tant qu'on ne les remue pas, mais qui, par le contact de l'air, de l'humidité et de la chaleur solaire, se transforment en véritables miasmes; c'est alors que ceux-ci vont porter au loin, comme on ne le sait que trop, la maladie, la mort et la désolation.

Une question qui est souvent posée est celle-ci : Quelle est la nature des miasmes? Cela conduit à poser cette autre question : Quelle est leur mode d'action? — Or, les connaissances les plus récentes concourent pour démontrer que les miasmes sont de véritables ferments, agissant comme les ferments eux-mêmes. Voici, Messieurs, comment on peut le reconnaître : Un animal est un composé très-complexe, formé de beaucoup de matières solides, molles et liquides, à chacune desquelles est dévolue une fonction particulière. — Le liquide, la matière molle, le solide est-il altéré? La fonction l'est également; il en résulte constamment une perturbation locale ou générale; telle est l'essence de la plupart des affections morbides. — Supposez donc dans l'économie animale l'existence de matières étrangères, qui soient capables de modifier, d'altérer ou même de changer complétement les propriétés physiques et chimiques des liquides ou des tissus. — En effet, ceux-ci peuvent être altérés, soit simultanément, soit à l'exclusion des liquides, et *vice-versâ*; les récentes expériences de MM. Pelouze et Cl. Bernard ne laissent pas l'ombre d'un doute à cet égard. — Supposez, dis-je, dans l'économie animale, la présence de modificateurs énergiques; et vous comprenez facilement, Messieurs, la perturbation générale qui doit résulter de l'introduction dans l'économie animale de matières, qui peuvent en modifier complétement les agents essentiels. — Tel est précisément le rôle des ferments et des miasmes. — D'ailleurs, les uns et les autres n'agissent qu'au contact, et les ferments comme les miasmes agissent par absorption, condensation, division et globulisation.

La comparaison entre les miasmes et les ferments proprement dits peut être poursuivie plus loin; en effet, il y a plusieurs espèces de ferments, parmi lesquels on a distingué des ferments, dont l'action s'épuise immédiatement, et des ferments qui se reproduisent et dont l'action par conséquent se continue. — Il est vrai que certains miasmes sont de véritables germes; mais en cela, ils sont comparables à nombre de ferments qui, d'après M. Blondeau de Carolles, sont eux-mêmes de véritables germes. Déposés dans l'organisme animal, les miasmes de cette nature y développent des matières organisées, vivant d'une vie à part; c'est-à-dire que ce sont des parasites : c'est ainsi que la teigne *faveuse* est produite par un végétal acotylédoné, qui croît et se reproduit comme les autres végétaux de sa classe, bien qu'il soit implanté sur le cuir chevelu; c'est ainsi que croissent et se développent les hydatides du foie; et il en est peut-être de même des tubercules de la phthisie pulmonaire; peut-être ces derniers ne sont-ils dans l'origine que des vésicules dilatées, et qui peu à peu se remplissent de matières inertes, si bien que ces vésicules, devenues utricules, ont, pendant un temps, une vie à part, et c'est précisément là qu'est le cachet de leur individualité, comme êtres organisés. Quoi qu'il en soit, vous reconnaissez vous-mêmes, Messieurs, si je ne me trompe, l'analogie qui existe entre les miasmes, les ferments et certains germes très-divisés.

Mais revenons, si vous le voulez bien, Messieurs, aux miasmes proprement dits. En général, les miasmes forment deux classes analogues à celles des ferments; — il n'est pas difficile d'en trouver des exemples frappants. Dans la fièvre des marais, dans le typhus, dans le choléra, le miasme, peut-être doit-on dire le ferment, se détruit aussitôt qu'il a produit son effet; c'est exactement ce qui arrive dans le mélange de sucre et de levure. Au contraire, dans la variole ou petite vérole, dans la peste ou toute autre maladie contagieuse, le ferment se reproduit exactement comme la levure du moût de bière.

Mais si les miasmes ont tant d'analogie avec les ferments, on peut en inférer que les moyens d'arrêter ou d'empêcher les fermentations pourront aussi suspendre, arrêter ou abolir l'action des miasmes; c'est ce qu'on vérifie journellement par l'expérience.

Les moyens de se garantir de l'action des miasmes sont de deux ordres :

On peut les écarter.

On peut les détruire.

Veut-on les écarter ? Il faut éviter de s'exposer à l'air, pendant le refroidissement du soir; l'action des miasmes est alors d'autant plus énergique que l'humidité est plus abondante. Il faut également éviter la rosée du matin : en effet, contrairement à ce qu'avance M. Smith, les gouttes de rosée, qui s'évaporent, donnent une vapeur qui noircit fréquemment l'acide sulfurique, ce qui témoigne de la présence de matières organiques dans cette vapeur. On en conclura peut-être qu'on devrait éviter d'une manière absolue les travaux du matin et du soir dans les campagnes. Mais si les nécessités du travail ne permettent pas aux cultivateurs de se soustraire constamment aux influences miasmatiques qui dominent à ces heures de la journée, il faut du moins qu'ils usent de précautions indispensables, pour s'en garantir le plus possible.

Parmi ces précautions, permettez-moi, Messieurs, d'en citer quelques-unes : aux boissons alcooliques et surtout au vin blanc, qui ne fait que les énerver, les cultivateurs devraient substituer une boisson chaude, excitante, préparée avec quelque plante aromatique, croissant naturellement dans le pays, la *sauge*, par exemple. —L'action d'une boisson chaude de cette nature est précisément en sens inverse de celle des miasmes et des ferments.

D'un autre côté, les cultivateurs doivent porter sur la peau des vêtements de flanelle ou même simplement d'un tissu de coton épais. — Que s'ils veulent préserver leur habitation des influences néfastes des marécages et des exhalaisons des terres, récemment défrichées, ils doivent garnir leurs fenêtres de châssis de toile mobiles ; de plus, ils établiront autour de la ferme des rideaux d'arbres bien disposés, afin d'en assainir les environs ; enfin ils faciliteront l'écoulement des eaux plus ou moins stagnantes.

Lorsqu'il devient nécessaire de détruire les miasmes à l'intérieur des habitations, le vinaigre bouillant, l'acide sulfureux peuvent être utilement employés ; mais ces substances ne remplacent que très-incomplétement le chlore et surtout les chlorures d'oxydes (chlorures de chaux, de soude). Il est utile de se laver plusieurs fois par jour les mains, les bras, les jambes avec la solution de l'un de ces chlorures, toutes les fois qu'on est exposé aux fâcheuses influences d'une atmosphère miasmatique (3).

Il n'est guère besoin de vous entretenir, Messieurs, des fâcheuses influences qu'exercent les fosses d'aisance négligées, les fumiers mal soignés, le purin qu'on laisse si souvent s'écouler au hasard, au grand désavantage de l'agriculture et au grand péril de la santé des hommes et des animaux. On ne sait que trop que l'air vicié par la présence des matières qui s'échappent des substances en putréfaction *favorise la concentration des miasmes* ; et, s'il en fallait une nouvelle preuve, elle s'est bien malheureusement produite, comme on ne le sait que trop, dans un grand établissement de cette ville, pendant le cours de la dernière épidémie.

Mais si on connaît le mal qui peut se produire si facilement en de telles circonstances, on connaît aussi les moyens de le paralyser. Plusieurs compagnies industrielles désinfectent avec succès les matières en putréfaction ; les procédés qu'elles emploient pourront être perfectionnés sans doute ; mais je crois être dans le vrai, en avançant que ces nouvelles méthodes ont déjà contribué à augmenter la salubrité de la ville de Tours et la prospérité agricole des campagnes qui l'avoisinent.

En résumé, pour combattre les miasmes, on doit recourir à des moyens préventifs qui les arrêtent ou les détruisent, autour des personnes qui sont exposées à leur action ; — il faut que ces personnes elles-mêmes se fortifient contre leur pernicieuse influence, par des excitants, toujours pris hors de la classe des spiritueux, qui le plus souvent ne sont propres qu'à déterminer l'affaiblissement et la prostration ; il faut enfin que ces personnes portent sur elles-mêmes des moyens *de destruction des miasmes.*

Messieurs, nous venons de jeter un coup d'œil rapide sur l'air atmosphérique ; nous avons cherché à y distinguer les principes indispensables, ou seulement utiles à l'homme et aux animaux, et ceux qui leur sont nuisibles ; nous avons essayé d'indiquer, d'une manière générale, des moyens de préservation contre ces derniers, parmi lesquels les miasmes se placent en première ligne. D'un autre côté, nous avons cherché à établir les relations de l'atmosphère avec la vie végétale. — Cela me conduit, comme je l'annonçais, en commençant cet entretien, à vous parler des services importants que peut rendre le médecin de campagne.

Le médecin de campagne. Je crois, Messieurs, que vous enviez vous-même le beau rôle qui est dévolu au médecin de campagne, lorsque ce médecin consent à communiquer aux cultivateurs qui l'entourent les grandes vérités de la science moderne.

Ne serait-ce qu'une fois l'an, lors de la distribution des prix du *comice agricole*, il peut leur transmettre sur les choses de l'agriculture des connaissances qui le feront bénir au loin. — Mais s'il le veut, que ne peut-il faire dans ses visites journalières ?

Sans sortir de ses attributions proprement dites, que de conseils à donner ! Assainissement et propreté des habitations ; choix d'aliments convenables qu'on peut se procurer dans les campagnes, plus facilement qu'on ne le croit en général ; recherche de l'eau la plus potable, et d'ailleurs purification facile des autres eaux, au moyen du charbon ; soins aux enfants, aux femmes, aux hommes, traitement des maladies, mais surtout hygiène, qui les prévient ; voilà pour les personnes.

Mais, par ses conseils, le médecin est encore appelé à rendre de grands services à l'agriculture : Etude des races d'animaux, indication des meilleurs croisements par les méthodes anglaises et françaises, renseignements précieux que fournit le système Guénon, pour le choix des vaches laitières ; étables, litières, etc. Que ne peut-il dire à propos des bestiaux et des produits qu'on en retire ? Que de recommandations salutaires ! Que de bienfaits à répandre ! Relativement aux cultures elles-mêmes, le médecin est encore bien placé pour donner une utile impulsion. N'est-ce pas à lui qu'il appartient de communiquer aux cultivateurs, aveuglés par la routine, les applications faciles et fécondes de la chimie et de la physique de nos jours. — Prairies naturelles et artificielles, irrigations, assolements, fabrication, choix et emploi des engrais, défrichements, drainage, etc. Ce sont autant de connaissances, qui font partie du domaine intellectuel de tout médecin un peu instruit. — Et qui est mieux placé que le médecin de campagne, pour répandre ces connaissances, dont les applications peuvent enrichir toute une contrée, et lui mériter à lui-même de nouveaux titres à la reconnaissance et aux bénédictions des hommes simples et utiles, au milieu desquels il vit.

Qu'il serait beau de voir le médecin répandre partout dans les campagnes l'usage du baromètre et du thermomètre, ainsi que des notions élémentaires de météorologie. — C'est ainsi, comme on le conçoit facilement, qu'il serait possible d'éviter bien des pertes et des mécomptes, soit lors des semailles, soit lorsqu'on fauche les prairies, ou bien encore à l'époque des récoltes. Si les cultivateurs connaissaient l'utilité du baromètre et du thermomètre et même de l'hygromètre, le froment serait bien mieux cultivé, et la vigne, qui demande tant de soins, donnerait un vin, — j'entends parler surtout du vin ordinaire, — bien préférable à la fois et pour le goût et pour la santé.

Tel est donc le beau rôle, qui échoit au médecin de campagne, soit comme praticien en médecine, soit comme théoricien en agriculture ;

mais il peut faire plus : à côté de l'enseignement du curé, qui élève l'homme vers Dieu, par le sentiment et par l'Evangile , ne peut-il élever l'homme vers Dieu, en développant son intelligence, au moyen des notions générales de la science moderne, si bien d'accord avec nombre de versets antiques de la Bible ? — Pour accomplir cette grande et féconde mission, il pourra sans doute se servir de l'histoire des six jours de la création, confirmée par les savantes études de la géologie; mais il sera bien servi encore par cet admirable verset du livre de la sagesse : *«Omnia in mensurâ, et numero, et pondere disposuisti, »* qu'on peut traduire ainsi : Dieu a tout disposé avec mesure, nombre et poids.

Telle est la grande, la magnifique parole, confirmée par la chimie moderne; telle est l'expression aussi simple que précise de ces lois générales de la nature, dont la *statique chimique* démontre si facilement l'enchaînement et la permanence dans l'atmosphère terrestre.

En terminant cet entretien, permettez-moi de vous dire, Messieurs, que j'espère avoir réussi à vous intéresser, en esquissant les traits principaux, qui distinguent cette atmosphère, d'où viennent et où retournent tous les êtres vivants, et qui, suivant l'heureuse expression de l'un des plus grands chimistes de l'époque actuelle, M. Dumas, ferme le cercle mystérieux de la vie organique à la surface du globe. Mais, permettez-moi d'ajouter que le simple cultivateur peut comprendre ces pensées ; croyez bien qu'on peut l'initier à ces connaissances élevées ; ne conservez aucun doute à cet égard.

Quiconque a visité un *comice agricole*, et a essayé de communiquer aux cultivateurs, soit par la parole seule, soit et surtout par la parole appuyée sur quelques expériences, les grandes notions de la science générale, a pu se convaincre qu'il semait dans un sol fertile, qu'il s'adressait à des intelligences bien préparées ; c'est que dès lors le cultivateur se relève dans sa propre estime, c'est qu'il sent en lui la dignité de l'homme; car à la voix du médecin, qui l'instruit, il vient de voir apparaître au milieu de ses propres champs la puissance, l'intelligence et l'amour de Dieu, le souverain créateur.

TOURS, IMPR. LADEVÈZE.

NOTES.

(1) La quantité d'acide carbonique est quelquefois bien plus considérable dans l'air de certaines villes, comme en août et septembre 1850, dans l'air de la ville de Santa-Fé de Bogota, analysé par M. Lewy (47 volumes sur 1,000 d'air) ; mais cela est tout à fait exceptionnel.

(2) L'air peut encore contenir quelques gaz ou vapeurs en quantité à peine appréciable. Je les passe sous silence ; l'étude de leur action n'entre pas dans le cadre que je me suis tracé.

(3) Je crois que le meilleur moyen préservateur est d'employer pour cet usage du chlorure de chaux liquide et du savon. Il reste ainsi sur les parties lavées une légère couche de matière chlorée, qui exhale longtemps une odeur de chlore peu désagréable. On joindra avec avantage à cette précaution celle de porter dans les vêtements un flacon de verre plat, à large orifice et ouvert, rempli d'amiante imbibé de chlorure de soude (liqueur de Labarraque).

OBSERVATION. — J'aurais voulu m'appuyer sur les expériences ou les idées de MM. Dumas et Boussingault (*Stat. chim. des êtres organ.*) ; Malaguti (*Chim. agric.*) ; Regnault (*Ann. de Milon et Reiset*) ; Persoz (*Culture de la vigne*) ; Lassaigne (*Journ. de pharm.*) ; Wiegmann (*Rapp. de Berz.*) ; Liebig, Payen, Salm-Hortsmar, Durocher, etc. C'est à regret que je me borne à cette simple citation, et que je supprime aussi les documents qui me sont personnels.

---

* *Page* 5, *lig* 3. — J'ai cru pouvoir interpréter ainsi les principales observations du capitaine Rozet.

** *Page* 11, *lig* 12. — J'ai obtenu des résultats, dont il me semble qu'on peut tirer quelques conséquences analogues, en employant le brôme et le vinaigre cantharidé.